AF402970

DE

L'AMPUTATION DE LA JAMBE

AU LIEU DIT D'ÉLECTION

D'APRÈS

LE PROCÉDÉ DE M. LE PROFESSEUR MARCELLIN DUVAL

PAR

M. LE Dʳ TH. CARADEC

Médecin de l'hôpital civil de Brest
Membre correspondant de la Société médicale des hôpitaux
et de la Société médico-chirurgicale de Paris.

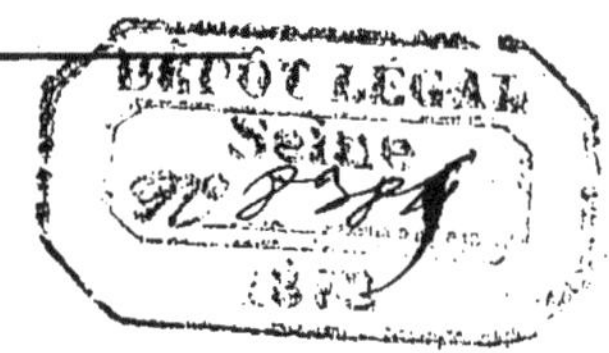

PARIS

IMPRIMERIE TYPOGRAPHIQUE DE A. POUGIN

13, QUAI VOLTAIRE, 13

1872

DE

L'AMPUTATION DE LA JAMBE

AU LIEU DIT D'ÉLECTION

D'APRÈS LE PROCÉDÉ DE M. LE PROFESSEUR MARCELLIN DUVAL.

Ayant été récemment obligé de faire une amputation de jambe vers le lieu dit d'*élection*, j'ai donné la préférence au procédé que j'avais vu exécuter plusieurs fois et dont j'avais constaté les résultats remarquables. Le procédé de M. Duval, qui l'enseigne depuis quatorze ans, a reçu 17 fois au moins la sanction de l'expérience. En effet, il a été pratiqué, à ma connaissance : 9 fois par mon collègue le docteur de Léséleuc, chargé, à l'hôpital civil, du service des hommes ; 2 fois à la clinique chirurgicale de Brest, par le professeur A. Duval ; 1 fois par M. Carles, à l'hôpital du bagne de Toulon ; 2 fois par le professeur Roubin : la première fois à Toulon, devant l'École de médecine navale, et en présence de M. Marcellin Duval, alors directeur ; la seconde fois, devant l'École de Brest. Deux autres amputations viennent d'être pratiquées avec succès, d'après le même procédé, à la clinique de l'hôpital maritime de. Brest.

l'une par M. le professeur Gallerand, l'autre par le docteur Vaillant, chef de clinique. En résumé, 12 succès sur 17 opérations, et encore convient-il de noter qu'un de ceux qui ont succombé a été opéré *in extremis*.

Après avoir indiqué les motifs qui m'ont conduit à l'amputation, je donnerai un extrait de la description faite par l'auteur ; j'exposerai les avantages de ce mode opératoire, et je terminerai par quelques considérations sur d'autres procédés de M. Duval relatifs à l'amputation sus-malléolaire, à celle de la cuisse, à la désarticulation du coude et de l'épaule.

Le 25 juillet 1871, Marie M..., âgée de 13 ans, est admise à l'hôpital civil. Elle aurait eu, il y a quinze mois, une entorse tibio-tarsienne du côté gauche, pour laquelle elle fut très-mal soignée dans le principe. Le mal s'aggrava, l'articulation devint le siége de douleurs, d'un gonflement notable, et des abcès se formèrent.

A son entrée, je constate ce qui suit : état général : bonne constitution, à part une certaine maigreur qu'expliquent les souffrances, un mauvais régime et une habitation insalubre ; pas de fièvre ; pas de toux ; les divers organes sont parfaitement sains. État local : rougeur intense de la peau qui recouvre la partie inférieure de la jambe et l'articulation tibio-tarsienne ; tuméfaction considérable ; ouvertures fistuleuses, péri-articulaires, donnant issue à du pus mal lié, d'une odeur fétide. Le stylet, introduit dans le trajet de ces fistules, dont le nombre est de 5, arrive facilement sur les os, qui sont évidemment atteints d'ostéite chronique.

Amélioration, pendant plusieurs mois, sous l'influence de l'huile de foie de morue, des toniques et d'un régime réparateur. Mais, vers la fin de février, la situation change complétement : mouvement fébrile continu, perte d'appétit, amaigrissement, débilité générale, suppuration très-abondante et très-fétide, douleurs vives, etc.; le sacrifice du membre est impérieusement indiqué ; la malade et sa mère le demandent elles-mêmes avec instance.

Le 14 mars 1872, vers neuf heures du matin, je pratique l'amputation, en présence et avec l'aide de mes collègues de l'hôpital.

Voici la description sommaire du procédé : c'est une amputation à deux lambeaux principaux, quadrilatères : l'un, antérieur, est cutané ; l'autre, postérieur, musculo-cutané, comprend une grande partie des jumeaux et du soléaire.

Leurs bases sont égales et leurs angles inférieurs légèrement arrondis.

La longueur du lambeau antérieur est égale au quart du diamètre du membre(1); on ajoute, s'il est possible, 3 ou 4 centimètres en prévision de la rétraction primitive et consécutive des parties molles.

La longueur du lambeau postérieur représente les trois quarts de ce diamètre; on ajoute, s'il est possible, 5 centimètres pour la rétraction des parties molles. On forme, en outre, comme on l'expliquera plus loin, deux petits lambeaux musculo-vasculaires, l'un antérieur, l'autre postérieur.

Mensuration. — On marque d'un petit trait à l'encre ou au crayon, sur la partie antérieure de la jambe, l'endroit où les os doivent être sciés; c'est là qu'on prend, avec un ruban métrique, la circonférence du membre.

On mesure alors : 1° les dimensions des lambeaux à leur base ou leur largeur; 2° leur longueur.

1° *Largeur.* — Le chef initial du ruban est placé à 2 centimètres en dedans du bord interne du tibia; on marque d'un petit trait le point qui correspond à ce chef initial, et que nous appellerons point de départ; il fixe la limite interne de la base des lambeaux ou de leur largeur, ainsi que l'angle supérieur de leur bord interne. Dans le cas actuel, la circonférence étant de 24 centimètres (la base de chaque lambeau sera de 12 centimètres (moitié de la circonférence). La limite externe sera donc à 12 centimètres en dehors du point de départ, limite qu'il est très-facile de trouver et de marquer, en comptant sur le ruban métrique resté jusqu'alors en place.

2° *Longueur.* — Il suffit de mesurer verticalement sur la ligne médiane de la jambe, en partant du trait qui indique le lieu de la section des os; en avant, d'abord une longueur égale au quart du diamètre, puis 4 centimètres pour la rétraction des parties molles; puis en arrière, une longueur égale aux trois quarts du diamètre, plus 5 centimètres : un trait à l'encre indique le résultat de ces mensurations.

---

(1) Dans ce procédé, comme pour les autres du même auteur, les dimensions des lambeaux peuvent être modifiées dans certaines limites, selon les circonstances.

La circonférence ayant 24 centimètres, comme nous l'avons dit, le diamètre est de 8 centimètres ; la longueur du lambeau antérieur sera de 6 centimètres (2 centimètres pour le quart du diamètre, plus 4 centimètres pour la rétraction).

Le lambeau postérieur aura 11 centimètres (6 centimètres pour les trois quarts du diamètre, plus 5 centimètres pour la rétraction présumée des parties molles).

Si l'on craint de ne pas tailler les lambeaux avec toute la correction désirable, on les trace préalablement à l'encre ou au crayon, en commençant par le lambeau antérieur.

Opération. — Après avoir confié la chloroformisation à un de mes confrères, je me place en dedans du membre. (Pour abréger la description, je m'abstiens d'indiquer la situation de la malade, les fonctions des aides, le pansement, etc.)

1er temps : Incision cutanée circonscrivant le lambeau postérieur.

On vient de mesurer et même de tracer le lambeau postérieur; on dépose la plume ou le crayon pour prendre un scalpel à dos un peu fort, à lame convexe, ayant 4 ou 5 centimètres de tranchant.

Afin de ne pas être ultérieurement gêné par le sang, et pour trouver plus facilement, en temps opportun, l'interstice du soléaire et du long péronier latéral, on commence par diviser les téguments de ce lambeau, qu'on achève si l'on veut.

Toutefois, dans la plupart des circonstances, il est prudent de s'occuper de la formation du lambeau antérieur avant d'achever le lambeau postérieur. On termine ainsi par la section des artères tibiale postérieure et péronière, et l'on est pas exposé à léser d'arrière en avant la tibiale antérieure.

2e temps. — A. Lambeau antérieur cutané de forme quadrilatère, à angles inférieurs légèrement arrondis.

B. Petit lambeau musculo-vasculaire antérieur.

A. *Lambeau antérieur cutané.* — Les bords externe et interne de ce lambeau sont déjà presque achevés, par suite de la circonscription du lambeau postérieur. Il suffit, pour constituer le bord inférieur du lambeau antérieur, de diviser les téguments presque transversalement, en ayant soin d'émousser un peu les angles. La peau est disséquée rapidement.

B. *Petit lambeau musculo-vasculaire antérieur.* — On le forme à l'aide de trois incisions, dont deux latérales et longitudinales sont réunies par une troisième incision transversale :

1° L'incision latérale externe, de 6 centimètres environ, répond à l'interstice du soléaire et du long péronier latéral ; on détache hardiment ce muscle de la face externe du péroné.

2° L'incision latérale interne, de même longueur que la précédente, longe le bord interne du jambier ou tibial antérieur et divise ses insertions à la face externe du tibia.

3° L'incision transversale, située à 4 centimètres en moyenne au-dessous de l'endroit fixé pour la section des os, comprend l'aponévrose jambière, le long péronier latéral, l'extenseur commun des orteils, le tibial ou jambier antérieur, les vaisseaux tibiaux antérieurs et leur nerf satellite.

Il est facultatif de lier alors l'artère tibiale antérieure, et c'est ce qui a été fait le plus souvent par les divers opérateurs qui ont adopté le procédé du professeur Duval. Cependant on pourrait attendre si l'artère ne donnait pas ; c'est le parti que j'ai pris, cette fois, parce que j'étais certain de retrouver le vaisseau après l'opération, sans être obligé, comme dans la plupart des autres procédés, de me livrer à de laborieuses investigations.

Après l'incision transversale décrite ci-dessus, je coupe transversalement d'abord, puis latéralement, le ligament interosseux qui servira de support aux vaisseaux tibiaux antérieurs, au muscle tibial antérieur et à l'extenseur commun des orteils ; leur face postérieure et profonde reste ainsi adhérente à la membrane fibreuse.

Troisième temps : Achever le lambeau postérieur dont les téguments ont été divisés dans le premier temps.

Section des jumeaux et du soléaire. — Celle des jumeaux est ordinairement prompte et facile. Si l'amputation se fait un peu bas ou si les jumeaux sont peu développés, on tombe sur leur partie inférieure ou même sur les aponévroses de terminaison.

Section du soléaire. — Elle se fait à l'aide de trois incisions dont deux latérales et longitudinales sont réunies par une incision inférieure transversale ou légèrement curviligne.

L'incision latérale externe qui suit l'interstice du soléaire et du long péronier latéral a déjà été pratiquée (2° temps) ; il suffit maintenant de donner du côté du soléaire, par conséquent derrière le bord externe du péroné, quelques coups de scalpel qui séparent les attaches de ce muscle de la face postérieure de l'os.

L'incision latérale interne descend derrière le bord interne du tibia : l'instrument divise les insertions du soléaire à ce bord.

Comme on l'a dit, l'incision inférieure décrit sur la partie inférieure et postérieure de ce muscle une ligne transversale ou légèrement courbe à convexité inférieure.

On a bien soin, surtout si le soléaire est volumineux, de pénétrer dans son épaisseur en suivant une direction oblique de bas en haut et d'arrière en avant.

On arrive avec précaution, en suivant cette obliquité, à l'intervalle qui sépare les deux couches ou régions des muscles postérieurs de la jambe. Le scalpel s'arrête à 5 centimètres environ au-dessous de la section future des os. On est averti qu'on approche de cet intervalle quand on aperçoit la face postérieure de l'aponévrose antérieure du soléaire.

Pour couper le soléaire avec plus de sécurité, on saisit et l'on attire à soi, avec la main qui n'opère pas, ce muscle et le lambeau postérieur, ce qui est ordinairement facile, grâce aux deux incisions latérales pratiquées précédemment. Il va sans dire qu'on donne quelques légers coups de scalpel entre les deux couches musculaires jusqu'au lieu de la section future des os. Il est essentiel de ménager l'aponévrose qui revêt les vaisseaux tibiaux postérieurs, leur nerf satellite et les vaisseaux péroniers ; le nerf tibial postérieur se voit quelquefois par transparence et devient un guide précieux pour reconnaître l'endroit où le scalpel est arrivé.

4e temps. — *Petit lambeau musculo-vasculaire postérieur.*

On le circonscrit à l'aide de trois incisions, ou pour mieux dire de trois coups de scalpel, comme on l'a fait en taillant le lambeau musculo-vasculaire antérieur, qui est relevé et maintenu par un aide.

1° On divise la partie externe du jambier postérieur de haut en bas et d'arrière en avant, en rasant la face interne du péroné.

2° On suit la face postérieure du tibia pour détacher, parallèlement à cette face, les adhérences du long fléchisseur commun des orteils.

3° Incision transversale à 4 centimètres environ au-dessous du lieu où l'on sciera les os. Elle comprend les deux muscles qu'on vient de nommer (le jambier postérieur, le long fléchisseur commun des orteils), les vaisseaux péroniers et tibiaux postérieurs, et le nerf tibial postérieur; si l'on veut, on lie de suite la tibiale postérieure et la péronière.

On pourrait même avant de les couper, quand on a acquis un peu l'habitude de l'opération, lier ces artères ainsi que l'artère tibiale antérieure, de sorte que non-seulement l'opéré perdrait peu ou pas de sang artériel, mais qu'encore on pratiquerait l'amputation avec deux aides complétement dépourvus de connaissances chirurgicales.

5e temps : Les lambeaux sont relevés et maintenus, on passe le rétracteur, et on scie les os.

Des bandelettes de diachylon m'ont suffi pour affronter les lambeaux.

Remarques. — Voici maintenant la plupart des avantages de ce mode opératoire, qu'on peut exécuter, je le répète, avec les premier aides venus, et au nombre de deux seulement, si les circonstances l'exigent, avantages que nous retrouvons dans les autres procédés de M. le professeur Marcellin Duval.

A. Sécurité à l'endroit des hémorrhagies primitives et consécutives, car on arrive facilement à lier les principales artères, pendant ou après l'opération; et l'on est certain de les trouver, quelle que soit leur rétraction, puisqu'elles sont contenues dans les deux petits lambeaux dont la longueur est de 4 centimètres environ. Or, on sait que les auteurs classiques ont signalé les difficultés inhérentes à la ligature des artères de la jambe, de la tibiale antérieure surtout, difficultés dont j'ai été témoin maintes fois et que j'ai rencontrées moi-même. On connaît les explications qu'ont données de ce fait Ribes, Gensoul, Sédillot, Richet, etc. Sédillot n'hésite pas à faire peser la responsabilité sur la manœuvre souvent employée pour la section des chairs interosseuses. Ce passage est trop important pour ne pas en citer au moins une partie.

« Un inconvénient plus grave s'observe encore : l'artère tibiale antérieure paraît introuvable, et j'ai vu souvent des chirurgiens être obligés de recourir à la ligature médiate pour atteindre ce vaisseau... La difficulté principale à mes yeux est que l'artère est mâchée par le couteau en même temps que les chairs, et que, ne distingant plus d'intervalles musculaires apparents au milieu de ce gâchis, le chirurgien s'égare dans de vaines recherches ; quelquefois même le vaisseau a été ouvert latéralement à plusieurs points de sa hauteur, ce qui explique le cas où il y a persistance de l'hémorrhagie, malgré l'application réitérée des ligatures sur l'ouverture béante de l'artère. »

M. Duval connaît deux faits, et moi, un autre, qui viennent à l'appui de cette judicieuse remarque, et qui eurent une issue funeste, malgré la ligature de la fémorale.

« La tibiale postérieure elle-même est fort difficile à lier, lorsque l'amputation a été pratiquée pour des lésions chroniques; on trouve la gaîne des vaisseaux épaissie, indurée, adhérente aux parties voisines ; l'artère se déchire sous la traction de la pince, et il faut recourir au ténaculum. » (Sédillot, *Traité de méd. op.*)

On nous a cité et nous avons observé des faits de ce genre, relatifs non-seulement à la tibiale postérieure, mais encore à la péronière, dans des cas de lésions chroniques et même de lésions traumatiques.

B. *Manuel opératoire.* — Il nous paraît facile, et il n'est pas nécessaire de posséder de profondes connaissances anatomiques pour se rappeler :

1° Que le petit lambeau antérieur comprend trois muscles juxtaposés : le tibial antérieur, l'extenseur commun des orteils, le long péronier latéral, qu'un interstice sépare du soléaire ; 2° qu'après avoir divisé le soléaire, le scalpel arrive entre son aponévrose antérieure et l'aponévrose de la couche musculaire profonde ; 3° que le petit lambeau postérieur comprend deux muscles juxtaposés : le jambier postérieur qui, là, est essentiellement interrosseux, et le fléchisseur commun des orteils, situé derrière le tibia, et qui est véritablement, en cet endroit, le muscle tibial postérieur (1).

---

(1) *Traité de l'hémostasie et des ligatures d'artères,* par M. Marcellin Duval, page 208.

Quant à la situation anatomique de l'artère tibiale antérieure, de la tibiale postérieure et de la péronière, il nous semble superflu de la rappeler ici.

On pourrait objecter *à priori* que ce manuel opératoire est long, comme nous l'avons entendu dire. Cette objection est peu sérieuse, aujourd'hui surtout que l'anesthésie a supprimé la douleur et qu'on est en droit d'avancer plus que jamais : *Sat cito, si sat benè.* Elle est, en outre, peu fondée, comme nous allons chercher à le prouver.

Et d'abord, ainsi que M. Duval le fait observer avec juste raison, peut-on considérer une amputation comme terminée après la section des parties molles et des os, alors qu'il manque le complément indispensable, la ligature des artères? Une opération est-elle finie lorsque le malade courrait les plus grands dangers si le chirurgien n'achevait pas son œuvre? Enfin, n'y a-t-il pas lieu, pour être équitable, quand on compare les divers procédés sous le rapport du temps qu'exige la section des parties molles et des os, de les comparer aussi sous le rapport du temps qu'exigent les ligatures?

Or, si on lie, à mesure qu'on les divise, les artères d'un certain calibre, et qui donnent, pratique enseignée depuis plus de quinze ans par M. Marcellin Duval (1), et suivie dans bien des cas par lui et ses nombreux élèves, on trouve, on isole, on lie promptement les artères, comme on l'a déjà dit, et ordinairement les ligatures sont terminées avant le réveil de l'opéré. En est-il toujours ainsi lorsqu'elles sont faites après la section des os et à la suite des procédés habituellement en usage? Non sans doute. La recherche des vaisseaux est fréquemment laborieuse, et l'on est obligé d'exercer des tractions, non-seulement sur leur extrémité, mais sur les tissus voisins, les filets nerveux, etc. Il faut quelquefois même recourir à des incisions pour parvenir à les trouver et à les isoler plus ou moins complétement. Parfois

______

(1) Rappelons toutefois que M. Duval conseille de lier les vaisseaux avant de les couper, s'il s'agit d'une artère volumineuse, de la fémorale, de l'axillaire, par exemple, ou lorsque la perte d'une certaine quantité de sang serait préjudiciable à l'opéré, ou lorsqu'on manque d'aides instruits.

le fil est placé trop près du lieu de la section de l'artère; enfin, ces ligatures terminales sont souvent douloureuses en raison du temps qu'il faut leur consacrer, car le sommeil anesthésique a cessé ou ne saurait être prolongé sans danger.

Prenons d'abord pour terme de comparaison, au point de vue du manuel opératoire, une méthode fort usitée, la méthode circulaire. Si l'on veut conserver à la peau qui doit recouvrir le moignon une longueur suffisante, c'est-à-dire le rayon de la circonférence mesurée à l'endroit de la section des os, plus l'étendue nécessaire pour la rétraction présumée, on s'aperçoit que la dissection n'est pas toujours très-prompte et que le retroussement successif de la manchette est quelquefois fort difficile, surtout si l'on a commencé la section à la naissance d'un mollet conique un peu volumineux; ou si la peau est épaisse, s'il y a des adhérences, de l'œdème, du gonflement, etc.; ce retroussement peut même être impossible, comme le dit Lisfranc et comme cela m'est arrivé. On est alors forcé de faire aux téguments une incision longitudinale d'une certaine étendue. (*Précis de méd. op. de Lisfranc*, t. I, p. 832.)

Je ne puis avoir la pensée de reproduire, dans cet article, les nombreux procédés à lambeaux décrits dans les auteurs classiques, parce que ce serait dépasser les bornes que je me suis imposées. Disons quelques mots seulement des lambeaux taillés par *transfixion*. *A priori*, leur exécution semble rapide, mais il n'en est pas de même si l'on veut tenir compte du temps que demande la section ultérieure des chairs épargnées par le couteau, des chairs interosseuses surtout, sans parler de la section quelquefois peu régulière des autres parties molles. On sait que l'opéré court des dangers sous le rapport des hémorrhagies; on sait, en outre, que, malgré l'habileté de l'opérateur, les artères peuvent être coupées en biseau ou atteintes par la pointe de l'instrument, au-dessus de l'endroit où elles sont liées.

Je ne saurais mieux faire que de citer encore le professeur Sédillot, qui a eu le courage de déclarer hautement qu'il abandonnait son procédé à lambeau externe par transfixion : « L'amputation à lambeau externe nous donnait, sans doute, de belles guérisons, mais elle exposait à des hémorrhagies secondaires... Nous nous étions trouvé dans la nécessité de mettre la plaie à nu, de la tamponner et de recourir cinq ou six fois à la ligature de l'artère crurale. Quoique les malades eussent guéri, ces hémorrhagies fortuites et exceptionnelles peut-être nous avaient effrayé et ramené à notre procédé à lambeau antérieur...

« A partir de ce moment, nous n'avons plus eu d'hémorrhagies, et nous n'avons plus exécuté, depuis quelques années, d'autres modes d'amputations... » Sédillot a exprimé, il n'y a pas longtemps, la même opinion dans la *Gazette médicale de Strasbourg*. (Numéro du 15 juin 1871.)

De telles paroles sont significatives, et n'ont pas besoin de commentaires.

C. Par suite de la conservation de la peau, d'une grande partie des muscles, de la plupart des vaisseaux artériels et des nerfs, on a bien des chances pour assurer au moignon une grande vitalité, et prévenir la gangrène.

D. *Cicatrisation.* — Elle est au moins aussi rapide qu'après les autres modes opératoires, puisque ma jeune amputée était guérie le vingt-deuxième jour.

Il est permis de douter que la guérison eût été obtenue plus promptement par un procédé différent.

La cicatrice est placée à la partie inférieure, et de telle sorte qu'elle ne peut subir aucune pression de haut en bas, ni d'avant en arrière. Le moignon, parfaitement matelassé, se prête à l'emploi des divers moyens prothétiques, à celui de la jambe Martin, par conséquent, si toutefois on n'a pas été forcé d'amputer très-haut. Je viens d'appliquer à Marie M... cet appareil, qui a coûté 45 francs; déjà elle marche avec beaucoup d'aisance et de facilité.

Amputation sus-malléolaire, procédé elliptique.

J'ai relaté dans la *Gazette des hôpitaux* (1869, p. 433), une opération de ce genre, que j'ai pratiquée sur une petite fille de 10 ans. Je rappellerai ici qu'elle était guérie le vingtième jour, et qu'au bout de six semaines elle marchait très-bien, en conservant les mouvements du genou, avec une jambe Martin, ne coûtant que 45 fr. J'ai pu la suivre pendant longtemps, et constater chez elle une santé excellente, un moignon parfaitement intact, malgré la mobilité incessante de l'enfant, et sans que l'appareil eût exigé la moindre réparation (1).

J'avais insisté dans cet article sur les avantages du procédé ; j'ai été fort heureux de voir mon opinion pleinement confirmée par un de nos plus distingués confrères de l'armée, le docteur Spillmann, professeur au Val-de-Grâce, et auteur d'excellents mémoires sur un grand nombre de questions chirurgicales. Il dit, après avoir cité quelques procédés : « On arrive à un résultat bien préférable en employant le procédé elliptique de Marcellin Duval. La cicatrice se cache dans une sorte de sillon, au-dessous et en avant du bord antérieur du tibia, de telle sorte qu'elle ne peut subir aucune pression de haut en bas ou d'avant en arrière. »

Lorsque les téguments ont une grande épaisseur ou qu'ils sont très-adhérents ; s'il y a un œdème ou un gonflement considérable ; s'il existe des fractures multiples ; quand on prévoit, en un mot, de sérieuses difficultés pour disséquer et surtout pour retrousser la manchette cutanée, M. Duval conseille de recourir à son procédé à deux lambeaux, qui, sous le rapport de la forme, des dimensions relatives des lambeaux et du mode opératoire, offre beaucoup d'analogie avec celui déjà décrit pour l'amputation de la jambe au lieu d'élection. On forme aussi deux lambeaux principaux superficiels quadrilatères, l'un antérieur cutané, l'autre postérieur musculo-cutané ; les jumeaux et le soléaire sont représentés ici par leur tendon de terminaison ou tendon d'Achille. Les deux lambeaux profonds, musculo-vasculaires, sont exactement les mêmes que dans le procédé elliptique ; l'antérieur comprend le muscle tibial antérieur, l'extenseur propre du gros orteil, l'extenseur commun, les vaisseaux tibiaux antérieurs et

---

(1) Un chirurgien très-compétent, le professeur Rochard, écrivait en 1861 : « Je crois inutile d'insister sur la supériorité de l'amputation sus-malléolaire comparée à celle qui se pratique au lieu d'élection. C'est une question sur laquelle tous les chirurgiens de la marine sont d'accord, et que le professeur Marcellin Duval, en particulier, a fait ressortir avec autant d'autorité que de talent, dans son enseignement et dans ses écrits.

leur nerf satellite. Le lambeau postérieur se compose des deux péroniers latéraux, du long fléchisseur du gros orteil, du long fléchisseur commun, du jambier postérieur, des vaisseaux péroniers et tibiaux postérieurs, et du nerf tibial postérieur.

Sur 31 amputations sus-malléolaires par le procédé elliptique, on compte 28 succès, 2 morts, 1 résultat inconnu (opération faite en Crimée) et 2 morts sur 10 opérés d'après le procédé à lambeaux.

Voici les noms de quelques-uns des opérateurs : MM. Marcellin et A. Duval, Rochard, Arlaud, Gallerand, Roubin, de Léséleuc, Caradec, Dubrueil, Le Bozec, Lagarde, Maréchal, Jacolot.

Amputation de la cuisse. — Pour le tiers inférieur du membre, M. Duval a recours à son procédé elliptique (l'ellipse est très-oblique de haut en bas et d'avant en arrière) : il a été pratiqué, souvent avec succès, plus de quarante fois. Citons les noms de quelques-uns des opérateurs : MM. Marcellin Duval, A. Duval, Rochard, Roubin, Gallerand, Le Petit, de Léséleuc, etc.

Pour le tiers moyen, il préfère, dans la plupart des cas, son procédé à deux lambeaux égaux, qui a été exécuté à la clinique chirurgicale de l'hôpital maritime de Brest par le professeur Roubin, et qui a été suivi d'un très-beau résultat. J'ai obtenu moi-même, à l'hôpital civil, un résultat identique.

Voici une esquisse du mode opératoire, d'après la description de l'auteur.

L'un des lambeaux est antérieur, l'autre postérieur ; leurs bases sont égales, leur forme est quadrilatère, à angles un peu arrondis, comme dans l'amputation de la jambe au lieu d'élection. Ils sont musculo-cutanés, et taillés des parties superficielles vers les parties profondes.

Leur bord interne répond à la partie moyenne de la face interne de la cuisse : c'est là qu'on place le chef initial du ruban pour prendre la circonférence du membre, à l'endroit où l'on sciera les os. Leur bord externe répond à la moitié de cette circonférence, qu'on mesure sur le ruban resté en place, comme on l'a dit en décrivant l'amputation de la jambe.

Leur longueur est égale au rayon, auquel on ajoute 5 centimètres environ pour la rétraction des parties molles ; et si l'on veut obtenir comme résultat définitif l'égalité des lambeaux, on donnera plus de longueur au lambeau postérieur, en raison de la plus grande rétractilité des muscles correspondants, qui seront aussi coupés plus bas.

On peut tracer les lambeaux à l'encre ou au crayon, en commençant par l'antérieur.

Opération. — Si la cuisse est peu volumineuse, un fort scalpel ayant 6 ou 7 centimètres de tranchant, suffit pour toute l'opération ; dans le cas contraire, on dépose le scalpel, comme on le dira plus loin, et l'on prend un couteau pour diviser les muscles postérieurs et les muscles internes.

Côté droit, 1ᵉʳ temps : Incision cutanée, circonscrivant le lambeau postérieur ; dissection de la peau à une hauteur variable, suivant la longueur qu'on désire laisser aux muscles.

2ᵉ temps : *lambeau antérieur.* — Incision de la peau ; dissection à une hauteur subordonnée à la même considération que pour le lambeau postérieur, et qui doit permettre de bien découvrir le couturier et de lier facilement l'artère.

Section de la paroi antérieure de la loge du couturier, puis du muscle lui-même. Pour plus de sécurité, on peut préalablement faire une sorte de pli longitudinal au muscle, en le prenant, d'un côté à l'autre, entre le pouce et l'index de la main qui n'opère pas. On arrive avec précaution jusqu'à la gaîne des vaisseaux ; on isole, on lie l'artère qu'on divise à une certaine distance au-dessous du fil. En général, il est prudent de suivre cette conduite ; mais si l'on veut passer outre, il reste encore la faculté de lier la fémorale, à un autre moment de l'opération, puisqu'on a toujours sous les yeux la gaîne qui la contient. On pourrait même terminer par la section de l'artère, c'est-à-dire après avoir divisé les muscles internes : on lie le vaisseau avant de le couper ou après sa section, ce qui est moins sûr évidemment.

Pratiquer alors, entre les bords externes des lambeaux, une incision longitudinale qui divise profondément le vaste externe en deux parties, dont l'antérieure appartient au lambeau antérieur et l'autre au lambeau postérieur. Cette incision se bifurque inférieurement. Chaque branche diverge et devient légèrement curviligne pour donner aux angles inférieurs et externes des lambeaux musculaires, une forme analogue à celle des incisions cutanées.

Couper alors transversalement la partie antérieure du vaste externe et le droit antérieur, puis achever la formation du lambeau antérieur.

3e temps : *section des muscles postérieurs et des muscles internes.* — Prendre un couteau à extrémité mousse, le porter par dessous le membre et diviser les muscles postérieurs en faisant marcher l'instrument vers soi; le porter ensuite par dessus le membre, l'extrémité en bas, pour la section des muscles internes, qu'on divise, comme les précédents, aussi profondément que possible.

Détacher, jusqu'à l'endroit où il doit être scié, les insertions des muscles au fémur, et spécialement à la ligne âpre.

4e temps : Placer le rétracteur et scier l'os.

Je regrette de ne pouvoir reproduire ici la description du procédé (également à deux lambeaux) pour la désarticulation coxofémorale, opération que M. Duval a faite, en 1858, devant l'École de Brest.

Après avoir divisé transversalement le couturier, comme dans l'amputation du tiers moyen, il lia la fémorale superficielle et la profonde. L'opéré ne perdit pas plus de 30 grammes de sang artériel.

Désarticulation huméro-cubitale : Procédé elliptique avec lambeau antérieur cutané et musculo-vasculaire.

Extrait de la description de l'auteur.

Bras gauche. L'opérateur est en dedans, donc le membre est dans la rotation en dedans ou en pronation. On se place en dehors pour le bras droit.

Mensuration. Prendre, au niveau de l'épitrochlée, la circonférence du membre. Dans l'hypothèse où elle serait de 24 centimètres, on mesure, en plaçant verticalement le ruban métrique sur la partie antérieure et médiane de l'avant-bras, 12 centimètres au-dessous de l'épitrochlée. C'est là que se trouvera l'extrémité antéro-inférieure de l'ellipse dont l'extrémité postéro-supérieure est à 5 ou 6 centimètres au-dessous de l'épitrochlée. Marquer successivement, d'un petit trait, en avant et en arrière, l'endroit où s'arrête la mensuration.

On trace l'ellipse à l'encre ou au crayon, en procédant de haut en bas et d'arrière en avant, c'est-à-dire de l'extrémité postéro-supérieure vers l'antéro-inférieure. Le scalpel suivra la même marche pour la section et la dissection de la peau ; rien de plus simple par conséquent.

Opération. — 1ᵉʳ temps : *section et dissection de la peau.* — On la dissèque à une hauteur suffisante pour permettre de remonter jusqu'au sommet de l'olécrâne. Cette hauteur varie aussi suivant la longueur qu'on veut laisser aux muscles compris dans le lambeau. On retrousse la manchette cutanée aussitôt que possible.

2ᵉ temps : *formation du lambeau musculo-vasculaire* — On n'a plus à s'occuper de la couche cutanée, puisque la manchette est disséquée et retroussée et que la peau adhère partout ailleurs aux tissus sous-jacents.

Pratiquer deux incisions longitudinales de 5 ou 6 centimètres qui serviront à constituer les bords latéraux dont l'un est externe, l'autre interne. L'incision externe rase la partie externe du bord postérieur du cubitus et détache les insertions de l'anconé et du cubital postérieur. L'incision interne longe la partie interne et divise les insertions du cubital antérieur à la crête de l'os, ainsi que celles du fléchisseur profond à sa face interne. Ces deux incisions sont réunies par une troisième, légèrement curviligne, à convexité inférieure, et qui coupe profondément les muscles. On dissèque le lambeau jusqu'au niveau de l'articulation ; il comprend (en outre des principaux vaisseaux et nerfs) les muscles de la région anti-brachiale postérieure et superficielle ; de la région radiale (moins le court supinateur) ; de la région anti-brachiale antérieure et supercifielle ; enfin, le long fléchisseur du pouce et le fléchisseur profond des doigts.

Ce lambeau musculaire, dont les bords interne et externe ont 4 ou 5 centimètres, offre en avant une longueur de 8 centimètres environ. Comme on l'a dit, elle peut être modifiée selon les circonstances.

3ᵉ temps : *désarticulation*. — Entrer hardiment dans l'article huméro-radial par sa partie postéro-externe, après avoir divisé le court supinateur et le ligament latéral externe ; couper le tendon du biceps, le brachial antérieur et le ligament antérieur, puis le ligament latéral interne ; pénétrer alors dans l'articulation huméro-cubitale en contournant le bec de l'apophyse coronoïde avec la pointe du scalpel, qui décrit une ligne courbe à convexité supérieure.

On exerce de légères tractions sur l'avant-bras ; les surfaces articulaires s'écartent, et l'on termine en coupant le tendon du triceps.

En 1861, j'ai pratiqué une amputation dans la continuité du bras par le procédé de M. Duval ; guérison le vingt-troisième jour. De même que pour la désarticulation du coude, l'ellipse est oblique de haut en bas et d'avant en arrière.

L'obliquité de l'ellipse est la même que pour la désarticulation scapulo-humérale, c'est-à-dire de haut en bas et de dehors en dedans, lorsqu'on ampute au-dessus de l'insertion deltoïdienne (amputation intra-deltoïdienne qui a fourni au professeur Dubrueil le sujet d'un excellent mémoire).

J'ai parlé, il y a déjà longtemps, dans ce même journal, du procédé concernant la désarticulation de l'épaule, qui a été pratiqué pour la première fois en Crimée, et qui compte, sur 7 opérations, 4 et peut-être 5 succès (le résultat définitif de l'amputation faite en Crimée étant resté inconnu).

Afin de prévenir le retour de certains oublis qui étonnent et affligent, nous considérons comme un devoir de rappeler encore que M. Maréchal, dans sa thèse soutenue à Paris, en 1868, et le professeur Dubrueil, dans son *Manuel opératoire*, ont décrit le procédé de M. Duval, par conséquent la marche à suivre pour arriver sûrement à découvrir le faisceau vasculo-nerveux et « lier, pendant l'opération, l'artère axillaire après la

section du tendon du grand pectoral, du muscle coraco-brachial
et de la courte portion du biceps. »

Plusieurs années auparavant, M. Duval avait démontré ce mode
opératoire et ses autres procédés en présence de deux éminents
chirurgiens, MM. Péan et B. Anger, alors prosecteurs des hôpitaux, et de leurs nombreux élèves de Clamart.

En résumé, nous dirons avec beaucoup de chirurgiens, élèves
de M. Duval, que les procédés de notre trop modeste maître
sont très-remarquables par la précision des détails anatomiques,
la méthode qui dirige toujours l'instrument, la netteté de la
section des parties molles, la sécurité à l'endroit de l'hémorrhagie et de la gangrène ; enfin par la bonne conformation des
moignons, dont la plupart ont été revus, photographiés et moulés plusieurs années après l'amputation.

4012. — Paris. — Typographie A. POUGIN, quai Voltaire, 13.

9 782013 701174